检查日期 _____年____月____日

基 本 信 息							
姓名		性别		出生日期		身高	

病 史	
近视发病年龄	
有无眼部及全身病史、手术史、近视家族史、既往近视控制史	

屈 光 检 查

双眼裸眼		睫状肌麻痹后双眼验光（慢散 / 快散√）				双眼复验 / 显然验光（未麻痹睫状肌）			
远 / 近视力		___年_月_日				___年_月_日			
___年_月_日		度数		矫正视力		度数		矫正视力	
右眼	左眼	右眼	左眼	右眼	左眼	右眼	左眼	右眼	左眼
远 0.3 近 1.0	远 0.4 近 1.0	−2.00DS+ 1.00DC × 90	−1.75DS+ 0.75DC × 85	1.0	1.0	−1.00DS− 0.75DC×180	−1.00DS− 0.50DC×175	1.0	1.0

例 1：

裸眼视力	**释：**	**检查单表示：**
远 R：0.3　　L：0.4	R 代表右眼	右眼看远视力 0.3，看近视力 1.0
近 R：1.0　　L：1.0	L 代表左眼	左眼看远视力 0.4，看近视力 1.0

例 2：

某验光单：

双散瞳验光（快散）

R：-2.00DS+1.00DC × 90　　1.0

L：-1.75DS+0.75DC × 85　　1.0

释：

双：双眼

快散：快速散瞳。散瞳分为慢速散瞳和快速散瞳，散瞳验光要写明是哪一种散瞳方法。

- 代表近视

+ 代表远视

DS 代表球镜

DC 代表散光

× 数字代表散光轴位，也就是散光方向

检查单表示：

右眼：近视 200 度，远视性散光 100 度，散光轴位 90，矫正视力 1.0

左眼：近视 175 度，远视性散光 75 度，散光轴位 85，矫正视力 1.0

例3：

某验光单：

双复验

R：-1.00DS-0.75DC×180　　1.0

L：-1.00DS-0.50DC×175　　1.0

或：

双显然验光

R：-1.00DS-0.75DC×180　　1.0

L：-1.00DS-0.50DC×175　　1.0

释：

双复验：双眼散瞳后复验（散瞳验光后按要求在一段时间内进行复验）

双显然验光：双眼验光（未散瞳）

验光单表示：

右眼：近视100度，近视性散光75度，散光轴位180，矫正视力1.0

左眼：近视100度，近视性散光50度，散光轴位175，矫正视力1.0

验光单之间的转换

验光结果A：

R：-2.00DS+1.00DC×90　　1.0

L：-1.75DS+0.75DC×85　　1.0

验光结果B：

R：-1.00DS-1.00DC×180　　1.0

L：-1.00DS-0.75DC×175　　1.0

转换：

A和B是一样的。从A转换成B，以右眼为例：

球镜DS与散光DC相加为新的球镜DS：-2.00DS+1.00DC=-1.00DS

散光DC的正负号转换，+变为-，-变为+：+1.00DC → -1.00DC

散光轴位加90或者减90，使结果在0~180之间：90+90=180

眼 位 检 查									
裂隙灯显微镜 眼前节情况		眼底情况		眼压		角膜曲率		眼轴测量	
右眼	左眼	右眼	左眼	右眼	左眼	右眼	左眼	右眼	左眼
正常	正常	正常	正常	15	16	H: 44.25 V: 45.75	H: 44.25 V: 46.25	26.21	25.55

例4：

眼压条：

CANON TX-F

16/JUN/2020 13:52

No.   :331533

NAME: M/F

IOP-RELIABIL-mmHg

     RIGHT   LEFT

      (15)   (16)

[15.5   16.4]

释：

右眼眼压为15mmHg，

左眼眼压为16mmHg

例5:

一张电脑验光结果:

JUN-10-2020 AM 08:58

　　　　　　　NO:3528

　　VD : 0.00

　　CYL : (-)

〈R〉 S　　C　　　A

　　-4.50 -0.50　165

〈L〉 S　　C　　　A

　　-3.50 -1.75　180

　　PD = 19mm

　　KPT . DATA

〈R〉 D　　MM　　A

　H　44.25　7.61　180

　V　45.75　7.38　90

A V E 45.00　7.50

　　CYL　-1.50　180

〈L〉 D　　MM　　A

　H　44.25　7.61　180

　V　46.25　7.28　90

A V E 45.25　7.45

　　CYL　-2.00　180

　　　　　　　TOPCON

释:

右眼:近视450度,近视性散光50度,散光轴位165

左眼:近视350度,近视性散光175度,散光轴位180

【电脑验光结果不能作为最终验光度数,仅作为验光师验光时的参考!!】

电脑验光下面的数据为角膜曲率(角膜表面的弧度大小)

R代表右眼,L代表左眼,H代表水平方向,V代表垂直方向,AVE代表平均值,D为单位

右眼:水平方向角膜曲率为44.25D,垂直方向角膜曲率为45.75D

左眼:水平方向角膜曲率为44.25D,垂直方向角膜曲率为46.25D

例6：

一张 AL-Scan 仪器检查的眼轴结果：

Right　　　　　　　　AL　　　　　　　　Left

Eye Type:Phakic				Eye Type:Phakic			
AL	SNR	AL	SNR	AL	SNR	AL	SNR
26.21mm	17.5			25.55mm	14.0		
26.25mm	17.9			25.55mm	14.4		
26.21mm	19.7			25.53mm	16.7		
26.20mm	14.9			25.55mm	16.6		
26.22mm	15.0			25.55mm	21.0		
26.26mm	15.6			25.54mm	11.8		
Addition: 26.21mm			23.8	Addition: 25.55mm			16.7

KM

Ref.Index:1.3375

Φ2.4mm　K1：41.87 D@175°　AVG K:42.63 D
　　　　　K2：43.88 D@85°　CYL K:−1.51 D@175°

Φ2.4mm　K1：41.72 D@166°　AVG K:42.44 D
　　　　　K2：43.16 D@76°　CYL K:−1.44 D@166°

Φ3.3mm　K1：41.82 D@175°　AVG K:42.60 D
　　　　　K2：43.88 D@85°　CYL K:−1.56 D@175°

Φ2.4mm　K1：41.67 D@166°　AVG K:42.47 D
　　　　　K2：43.27 D@76°　CYL K:−1.60 D@166°

ACD/CCT

CCT：537μm

ACD：3.88mm

CCT：532μm

ACD：3.85mm

WTW/PS

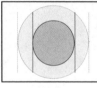

WTW：12.2mm
PS(Meso)：7.1mm
PS(Photo)：

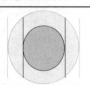

WTW：12.1mm
PS(Meso)：7.4mm
PS(Photo)：

检查日期 ＿＿＿＿＿＿＿ 年＿＿月＿＿日

屈 光 检 查

双眼裸眼	睫状肌麻痹后双眼验光（慢散／快散）				双眼复验／显然验光（未麻痹睫状肌）			
远／近视力	＿＿＿年＿月＿日				＿＿＿年＿月＿日			
＿＿＿年＿月＿日	度数		矫正视力		度数		矫正视力	
右眼　左眼	右眼	左眼	右眼	左眼	右眼	左眼	右眼	左眼
远　　远 近　　近								

眼 位 检 查

裂隙灯显微镜 眼前节情况		眼底情况		眼压		角膜曲率		眼轴测量	
右眼	左眼	右眼	左眼	右眼	左眼	右眼	左眼	右眼	左眼

医生建议：

家长措施：

检查日期 _____年____月____日

屈　光　检　查

双眼裸眼远 / 近视力	睫状肌麻痹后双眼验光（慢散 / 快散）					双眼复验 / 显然验光（未麻痹睫状肌）			
	___年_月_日					___年_月_日			
___年_月_日	度数			矫正视力		度数		矫正视力	
右眼	左眼	右眼		左眼	右眼	左眼	右眼	左眼	右眼	左眼
远近	远近								

眼　位　检　查

裂隙灯显微镜眼前节情况		眼底情况		眼压		角膜曲率		眼轴测量	
右眼	左眼	右眼	左眼	右眼	左眼	右眼	左眼	右眼	左眼

医生建议：

_____

_____

_____

_____

_____

_____

家长措施：

_____

_____

_____

_____

_____

_____

检查日期 _____ 年 ___ 月 ___ 日

屈 光 检 查

双眼裸眼远/近视力	睫状肌麻痹后双眼验光（慢散/快散）				双眼复验/显然验光（未麻痹睫状肌）			
	___年_月_日				___年_月_日			
___年_月_日	度数		矫正视力		度数		矫正视力	
右眼	左眼	右眼	左眼	右眼	左眼	右眼	左眼	右眼	左眼
远 近	远 近								

眼 位 检 查

裂隙灯显微镜眼前节情况		眼底情况		眼压		角膜曲率		眼轴测量	
右眼	左眼	右眼	左眼	右眼	左眼	右眼	左眼	右眼	左眼

医生建议：

家长措施：

屈 光 检 查

双眼裸眼 远/近视力		睫状肌麻痹后双眼验光（慢散/快散） ＿＿年＿月＿日				双眼复验/显然验光（未麻痹睫状肌） ＿＿年＿月＿日			
＿＿年＿月＿日		度数		矫正视力		度数		矫正视力	
右眼	左眼	右眼	左眼	右眼	左眼	右眼	左眼	右眼	左眼
远 近	远 近								

眼 位 检 查

裂隙灯显微镜 眼前节情况		眼底情况		眼压		角膜曲率		眼轴测量	
右眼	左眼	右眼	左眼	右眼	左眼	右眼	左眼	右眼	左眼

医生建议：

家长措施：

屈 光 检 查

双眼裸眼 远 / 近视力		睫状肌麻痹后双眼验光（慢散 / 快散）				双眼复验 / 显然验光（未麻痹睫状肌）			
___年__月__日		___年__月__日				___年__月__日			
		度数		矫正视力		度数		矫正视力	
右眼	左眼	右眼	左眼	右眼	左眼	右眼	左眼	右眼	左眼
远 近	远 近								

眼 位 检 查

裂隙灯显微镜 眼前节情况		眼底情况		眼压		角膜曲率		眼轴测量	
右眼	左眼	右眼	左眼	右眼	左眼	右眼	左眼	右眼	左眼

医生建议：

_____

_____

_____

_____

_____

家长措施：

_____

_____

_____

_____

_____

检查日期 _____ 年____ 月____ 日

屈 光 检 查

双眼裸眼远/近视力 ___年_月_日		睫状肌麻痹后双眼验光（慢散/快散）___年_月_日				双眼复验/显然验光（未麻痹睫状肌）___年_月_日			
		度数		矫正视力		度数		矫正视力	
右眼	左眼	右眼	左眼	右眼	左眼	右眼	左眼	右眼	左眼
远 近	远 近								

眼 位 检 查

裂隙灯显微镜眼前节情况		眼底情况		眼压		角膜曲率		眼轴测量	
右眼	左眼	右眼	左眼	右眼	左眼	右眼	左眼	右眼	左眼

医生建议：

_____

_____

_____

_____

_____

家长措施：

_____

_____

_____

_____

_____

_____

屈 光 检 查

双眼裸眼 远 / 近视力	睫状肌麻痹后双眼验光（慢散 / 快散） ___ 年 _月_日				双眼复验 / 显然验光（未麻痹睫状肌） ___ 年 _月_日			
___ 年 _月_日	度数		矫正视力		度数		矫正视力	
右眼	左眼	右眼	左眼	右眼	左眼	右眼	左眼	右眼	左眼
远 远 近 近								

眼 位 检 查

裂隙灯显微镜 眼前节情况		眼底情况		眼压		角膜曲率		眼轴测量	
右眼	左眼	右眼	左眼	右眼	左眼	右眼	左眼	右眼	左眼

医生建议：

_____

_____

_____

_____

_____

家长措施：

_____

_____

_____

_____

_____

检查日期 _____ 年 ___ 月 ___ 日

屈 光 检 查

双眼裸眼远/近视力	睫状肌麻痹后双眼验光（慢散/快散）				双眼复验/显然验光（未麻痹睫状肌）			
	_____年_月_日				_____年_月_日			
_____年_月_日	度数		矫正视力		度数		矫正视力	
右眼	左眼	右眼	左眼	右眼	左眼	右眼	左眼	右眼	左眼
远 近	远 近								

眼 位 检 查

裂隙灯显微镜眼前节情况		眼底情况		眼压		角膜曲率		眼轴测量	
右眼	左眼	右眼	左眼	右眼	左眼	右眼	左眼	右眼	左眼

医生建议：

家长措施：

屈 光 检 查

双眼裸眼 远/近视力 ___年_月_日	睫状肌麻痹后双眼验光（慢散 / 快散） ___年_月_日				双眼复验 / 显然验光（未麻痹睫状肌） ___年_月_日			
	度数		矫正视力		度数		矫正视力	
右眼 　 左眼	右眼	左眼	右眼	左眼	右眼	左眼	右眼	左眼
远　　 远 近　　 近								

眼 位 检 查

裂隙灯显微镜 眼前节情况		眼底情况		眼压		角膜曲率		眼轴测量	
右眼	左眼	右眼	左眼	右眼	左眼	右眼	左眼	右眼	左眼

医生建议：

_____

_____

_____

_____

_____

家长措施：

_____

_____

_____

_____

_____

检查日期 _____ 年 _____ 月 ____ 日

屈 光 检 查

双眼裸眼	睫状肌麻痹后双眼验光（慢散／快散）				双眼复验／显然验光（未麻痹睫状肌）			
远／近视力	___ 年 _ 月 _ 日				___ 年 _ 月 _ 日			
___ 年 _ 月 _ 日	度数		矫正视力		度数		矫正视力	
右眼	左眼	右眼	左眼	右眼	左眼	右眼	左眼	右眼	左眼
远 远 近 近								

眼 位 检 查

裂隙灯显微镜 眼前节情况		眼底情况		眼压		角膜曲率		眼轴测量	
右眼	左眼	右眼	左眼	右眼	左眼	右眼	左眼	右眼	左眼

医生建议：

家长措施：

屈 光 检 查

双眼裸眼	睫状肌麻痹后双眼验光（慢散／快散）				双眼复验／显然验光（未麻痹睫状肌）			
远／近视力	___ 年 _ 月 _ 日				___ 年 _ 月 _ 日			
___ 年 _ 月 _ 日	度数		矫正视力		度数		矫正视力	
右眼	左眼	右眼	左眼	右眼	左眼	右眼	左眼	右眼	左眼
远 远 近 近								

眼 位 检 查

裂隙灯显微镜 眼前节情况		眼底情况		眼压		角膜曲率		眼轴测量	
右眼	左眼	右眼	左眼	右眼	左眼	右眼	左眼	右眼	左眼

医生建议：

家长措施：

屈 光 检 查

双眼裸眼 远/近视力	睫状肌麻痹后双眼验光（慢散/快散）				双眼复验/显然验光（未麻痹睫状肌）			
___年___月___日	___年_月_日				___年_月_日			
	度数		矫正视力		度数		矫正视力	
右眼 | 左眼	右眼	左眼	右眼	左眼	右眼	左眼	右眼	左眼
远 远 近 近								

眼 位 检 查

裂隙灯显微镜 眼前节情况		眼底情况		眼压		角膜曲率		眼轴测量	
右眼	左眼	右眼	左眼	右眼	左眼	右眼	左眼	右眼	左眼

医生建议：

_____

_____

_____

_____

家长措施：

_____

_____

_____

_____

_____

屈 光 检 查

双眼裸眼 远 / 近视力	睫状肌麻痹后双眼验光（慢散 / 快散）				双眼复验 / 显然验光（未麻痹睫状肌）			
___ 年 _月_ 日	___年 _月_日				___年 _月_日			
	度数		矫正视力		度数		矫正视力	
右眼 左眼	右眼	左眼	右眼	左眼	右眼	左眼	右眼	左眼
远 远 近 近								

眼 位 检 查

裂隙灯显微镜 眼前节情况		眼底情况		眼压		角膜曲率		眼轴测量	
右眼	左眼	右眼	左眼	右眼	左眼	右眼	左眼	右眼	左眼

医生建议：

_____

_____

_____

_____

_____

家长措施：

_____

_____

_____

_____

_____

屈 光 检 查

双眼裸眼远/近视力	睫状肌麻痹后双眼验光（慢散/快散）				双眼复验/显然验光（未麻痹睫状肌）			
___ 年 _月 _日	___年 _月 _日				___ 年 _月 _日			
	度数		矫正视力		度数		矫正视力	
右眼	左眼	右眼		左眼	右眼	左眼	右眼	左眼	右眼	左眼
远 近	远 近							

眼 位 检 查

裂隙灯显微镜眼前节情况		眼底情况		眼压		角膜曲率		眼轴测量	
右眼	左眼	右眼	左眼	右眼	左眼	右眼	左眼	右眼	左眼

医生建议：

家长措施：

屈 光 检 查

双眼裸眼 远 / 近视力	睫状肌麻痹后双眼验光（慢散 / 快散） ___年 _月 _日				双眼复验 / 显然验光（未麻痹睫状肌） ___年 _月 _日			
___年 _月 _日	度数		矫正视力		度数		矫正视力	
右眼　左眼	右眼	左眼	右眼	左眼	右眼	左眼	右眼	左眼
远　　远 近　　近								

眼 位 检 查

裂隙灯显微镜 眼前节情况		眼底情况		眼压		角膜曲率		眼轴测量	
右眼	左眼	右眼	左眼	右眼	左眼	右眼	左眼	右眼	左眼

医生建议：

_____

_____

_____

_____

_____

家长措施：

_____

_____

_____

_____

_____

检查日期 _____ 年 ____ 月 ___ 日

屈 光 检 查

双眼裸眼 远 / 近视力		睫状肌麻痹后双眼验光（慢散 / 快散） ____年 _月_ 日				双眼复验 / 显然验光（未麻痹睫状肌） ____年 _月_ 日			
___年 _月_ 日		度数		矫正视力		度数		矫正视力	
右眼	左眼	右眼	左眼	右眼	左眼	右眼	左眼	右眼	左眼
远 近	远 近								

眼 位 检 查

裂隙灯显微镜 眼前节情况		眼底情况		眼压		角膜曲率		眼轴测量	
右眼	左眼	右眼	左眼	右眼	左眼	右眼	左眼	右眼	左眼

医生建议：

_____

_____

_____

_____

_____

_____

家长措施：

_____

_____

_____

_____

_____

检查日期 _____ 年 ____ 月 ___ 日

屈　光　检　查

双眼裸眼	睫状肌麻痹后双眼验光（慢散 / 快散）				双眼复验 / 显然验光（未麻痹睫状肌）			
远 / 近视力	___ 年 _月_日				___ 年 _月_日			
___年_月_日	度数		矫正视力		度数		矫正视力	
右眼	左眼	右眼	左眼	右眼	左眼	右眼	左眼	右眼	左眼
远 远 近 近								

眼　位　检　查

裂隙灯显微镜 眼前节情况		眼底情况		眼压		角膜曲率		眼轴测量	
右眼	左眼	右眼	左眼	右眼	左眼	右眼	左眼	右眼	左眼

医生建议：

家长措施：

屈 光 检 查

双眼裸眼 远 / 近视力		睫状肌麻痹后双眼验光（慢散 / 快散） ___年 _月_日				双眼复验 / 显然验光（未麻痹睫状肌） ___年 _月_日			
___年 _月_日		度数		矫正视力		度数		矫正视力	
右眼	左眼	右眼	左眼	右眼	左眼	右眼	左眼	右眼	左眼
远 近	远 近								

眼 位 检 查

裂隙灯显微镜 眼前节情况		眼底情况		眼压		角膜曲率		眼轴测量	
右眼	左眼	右眼	左眼	右眼	左眼	右眼	左眼	右眼	左眼

医生建议：

家长措施：

检查日期 ___年 __月 __日

屈 光 检 查

双眼裸眼 远 / 近视力	睫状肌麻痹后双眼验光（慢散 / 快散）				双眼复验 / 显然验光（未麻痹睫状肌）			
___年 __月 __日	___年 __月 __日				___年 __月 __日			
	度数		矫正视力		度数		矫正视力	
右眼	左眼	右眼	左眼	右眼	左眼	右眼	左眼	右眼	左眼
远 近	远 近								

眼 位 检 查

裂隙灯显微镜 眼前节情况		眼底情况		眼压		角膜曲率		眼轴测量	
右眼	左眼	右眼	左眼	右眼	左眼	右眼	左眼	右眼	左眼

医生建议：

家长措施：

检查日期　　　　　　　　　　　　　　　　　_____年___月___日

屈　光　检　查

双眼裸眼远/近视力 ___年_月_日		睫状肌麻痹后双眼验光（慢散/快散） ___年_月_日				双眼复验/显然验光（未麻痹睫状肌） ___年_月_日			
		度数		矫正视力		度数		矫正视力	
右眼	左眼	右眼	左眼	右眼	左眼	右眼	左眼	右眼	左眼
远 近	远 近								

眼　位　检　查

裂隙灯显微镜眼前节情况		眼底情况		眼压		角膜曲率		眼轴测量	
右眼	左眼	右眼	左眼	右眼	左眼	右眼	左眼	右眼	左眼

医生建议：

_____

_____

_____

_____

_____

家长措施：

_____

_____

_____

_____

_____

检查日期 _____ 年 ____ 月 ____ 日

屈 光 检 查

双眼裸眼 远 / 近视力	睫状肌麻痹后双眼验光（慢散 / 快散） ___年_月_日				双眼复验 / 显然验光（未麻痹睫状肌） ___年_月_日			
___年_月_日	度数		矫正视力		度数		矫正视力	
右眼	左眼	右眼	左眼	右眼	左眼	右眼	左眼	右眼	左眼
远 近	远 近								

眼 位 检 查

裂隙灯显微镜 眼前节情况		眼底情况		眼压		角膜曲率		眼轴测量	
右眼	左眼	右眼	左眼	右眼	左眼	右眼	左眼	右眼	左眼

医生建议：

家长措施：

检查日期 _____年____月____日

屈　光　检　查

双眼裸眼 远 / 近视力	睫状肌麻痹后双眼验光（慢散 / 快散） ___年_月_日				双眼复验 / 显然验光（未麻痹睫状肌） ___年_月_日			
___年_月_日	度数		矫正视力		度数		矫正视力	
右眼　左眼	右眼	左眼	右眼	左眼	右眼	左眼	右眼	左眼
远　　远 近　　近								

眼　位　检　查

裂隙灯显微镜 眼前节情况		眼底情况		眼压		角膜曲率		眼轴测量	
右眼	左眼	右眼	左眼	右眼	左眼	右眼	左眼	右眼	左眼

医生建议：

家长措施：

屈 光 检 查

双眼裸眼 远/近视力		睫状肌麻痹后双眼验光（慢散/快散）				双眼复验/显然验光（未麻痹睫状肌）			
____年__月__日		____年__月__日				____年__月__日			
		度数		矫正视力		度数		矫正视力	
右眼	左眼	右眼	左眼	右眼	左眼	右眼	左眼	右眼	左眼
远 近	远 近								

眼 位 检 查

裂隙灯显微镜 眼前节情况		眼底情况		眼压		角膜曲率		眼轴测量	
右眼	左眼	右眼	左眼	右眼	左眼	右眼	左眼	右眼	左眼

医生建议：

家长措施：

检查日期　　　　　　　　　　　　　　　　　　　　　年　　　月　　日

屈　光　检　查

双眼裸眼 远/近视力		睫状肌麻痹后双眼验光（慢散/快散） ___年_月_日				双眼复验/显然验光（未麻痹睫状肌） ___年_月_日			
___年_月_日		度数		矫正视力		度数		矫正视力	
右眼	左眼	右眼	左眼	右眼	左眼	右眼	左眼	右眼	左眼
远 近	远 近								

眼　位　检　查

裂隙灯显微镜 眼前节情况		眼底情况		眼压		角膜曲率		眼轴测量	
右眼	左眼	右眼	左眼	右眼	左眼	右眼	左眼	右眼	左眼

医生建议：

家长措施：

检查日期 　　　　　　　　年　　月　　日

屈　光　检　查

双眼裸眼 远/近视力 ___年_月_日	睫状肌麻痹后双眼验光（慢散/快散） ___年_月_日				双眼复验/显然验光（未麻痹睫状肌） ___年_月_日			
	度数		矫正视力		度数		矫正视力	
右眼　左眼	右眼	左眼	右眼	左眼	右眼	左眼	右眼	左眼
远　　远 近　　近								

眼　位　检　查

裂隙灯显微镜 眼前节情况		眼底情况		眼压		角膜曲率		眼轴测量	
右眼	左眼	右眼	左眼	右眼	左眼	右眼	左眼	右眼	左眼

医生建议：

家长措施：

检查日期 _____年____月___日

屈 光 检 查							
双眼裸眼 远/近视力 ___年_月_日	睫状肌麻痹后双眼验光（慢散/快散） ___年_月_日				双眼复验/显然验光（未麻痹睫状肌） ___年_月_日		
	度数		矫正视力		度数		矫正视力
右眼	左眼	右眼	左眼	右眼	左眼	右眼	左眼	右眼	左眼

远 近	远 近								

眼 位 检 查									
裂隙灯显微镜 眼前节情况		眼底情况		眼压		角膜曲率		眼轴测量	
右眼	左眼	右眼	左眼	右眼	左眼	右眼	左眼	右眼	左眼

医生建议：

家长措施：